SUCRE

Comprendre et gérer l'addiction au sucre

Suivez-moi, je vais vous aider à sortir de l'enfer du sucre !

Dominique BELLAMI

Table des matières

Introduction

Je suis tombée dans un chaos alimentaire. Je suis déglinguée comme une vieille horloge, mes repères nutritionnels ont disparu en même temps que mon (bon) goût. La nourriture grasse et sucrée a envahi ma vie comme une armée s'installe en territoire vaincu et j'ai capitulé…

Je n'ai ni le temps ni l'argent de suivre les régimes ou les remises en forme proposés ici et là. Trouver des algues ou des lentilles corail pour faire une salade, peser les aliments au gramme près, suivre un régime contraignant jour après jour, lundi : mangez ceci, mardi : mangez cela,… ce n'est pas pour moi. Les livres que j'ai lus sur l'équilibre nutritionnel ne m'ont pas aidée à retrouver le chemin de l'apaisement alimentaire et même, certains livres de coaching, avec leurs recettes de gâteaux au chocolat et de cookies, m'ont souvent donné plus l'envie de manger que de me mettre au régime.

Les conseils de mon diététicien ne m'aident pas non plus. D'après lui, c'est simple, il ne faut pas faire de régime mais un rééquilibrage alimentaire. Manger de tout, en quantité raisonnable et pas de grignotages. J'aime bien mon diététicien, il est gentil, patient. Il me parle avec cette voix douce de maître d'école s'adressant à un élève en grande difficulté. C'est simple, il a raison. Il a raison mais en théorie seulement car dans la pratique, tout se complique. Je n'y arrive pas ! Pourtant, mon niveau d'intelligence est dans la norme, j'ai assimilé les règles de base de la diététique, je comprends la notion d'équilibre, alimentaire, de calories, de groupes d'aliments, d'IMC, de dépenses énergétiques. Mais toutes ces connaissances ne me servent à rien, je ne parviens pas à appliquer la moindre petite règle de diététique. Dans la vie quotidienne, je suis nulle. Je vais d'échec en échec. Nourriture refuge, nourriture doudou, nourriture addiction, les aliments répondent à d'autres besoins que ceux de la diététique.

Il fallait pourtant faire quelque chose pour retrouver une certaine harmonie nutritionnelle, j'aimerais vraiment ne plus me sentir comme un pneu de camion sur-gonflé ! J'ai ciblé le sucre parce que, comme les cigarettes ou l'alcool, on n'en a pas besoin pour vivre. Alors mon mot d'ordre est : Pas de sucre ajouté dans mon alimentation. La consigne a le mérite d'être simple et claire alors je la croyais facile à suivre. Grande erreur de ma part. Arrêter le sucre a été un énorme chantier. D'abord parce que le sucre est partout. Les produits de l'industrie agroalimentaire en sont gorgés. Ensuite, parce que j'étais accroc, beaucoup plus accroc que je ne le pensais.

En écrivant ce livre, c'est d'abord moi que j'aide. Parler et partager mon expérience m'aide à consolider ma nouvelle vie, à ancrer mes nouvelles habitudes et mes nouveaux comportements. Mais je suis partageuse, suivez-moi, je vais vous aider à sortir de l'enfer du sucre.

Mea Culpa

Je ne suis pas une sugar addict. Ni une intoxiquée au sucre, ni dépendante aux confiseries, ni accro aux sucreries, ni soumise, ni tributaire, ni esclave. Je m'arrête quand je veux. Je maîtrise, je gère, je suis la patronne, la cheffe. Mais bon, je sais bien que tous les junkies chantent le même refrain, que tous les alcooliques déclarent haut et fort pouvoir décrocher quand ils veulent, que les boulimiques jurent qu'ils ne recommenceront plus, que les joueurs maladifs sont juste dans une mauvaise passe et vont se refaire. Personne ne les croit plus. Alors à quoi bon tenter de vous convaincre que mon comportement n'est pas irrationnel. Cette fois, je l'admets, il y a un problème. J'ai un problème.

J'ai commencé à me poser des questions sur mon comportement quand je me suis rendue compte que personne n'achetait autant de biscuits, gâteaux et chocolats que moi chaque semaine ou quand ma mère a eu l'air navrée d'apprendre que j'avais encore pris une taille de vêtements, quand la propriétaire à qui je loue ma maison m'a décrite comme une belle plante bien solide, les bras bien ronds, quand le médecin a suggéré que je maigrisse un peu *« Trop grasse, trop grosse, tu ne feras pas long feu ! »*, quand ma voisine qui se tortille dans une petite jupe pas plus large que mon dernier smartphone m'a regardée suer comme un bœuf en passant la tondeuse cet été et m'a envoyé un sourire compatissant en pensant *« Heureusement que je ne suis pas comme ça ! »*, quand lors d'une soirée chez mon ami, il a déposé des rochers en chocolat dans mon assiette alors que les autres invités avaient des carottes râpées et de la macédoine de légumes : *« Tu préfères ça, toi hein ! »*, quand le stagiaire beau gosse de mon entreprise m'a tapée virilement sur l'épaule pour me dire *« Salut ! »*.

J'ai longtemps ignoré tous ces signaux lancés par mon entourage, je les assumais, j'en faisais mon identité. Je suis une gourmande, je suis une bonne vivante. Vivre dans le déni, ça aussi c'est un symptôme de toxico, non ? Laissez-moi sombrer en paix, laissez-moi me goinfrer, me gaver, me cacher pour grignoter des sablés au citron, mentir sur mes achats de bonbons, planquer des paquets de biscuits dans ma table de chevet, dans mon garage et même dans le coffre de ma voiture. Pour ne pas être à court, pour me rassurer.

Il m'arrive de me rendre au supermarché, poussée par une fringale plus forte que d'habitude, pour recharger mon placard de biscuits, de chocolats et de bonbons que je dévore en quelques heures. J'ai tellement honte de passer à la caisse que j'achète en même temps une laitue ou une bouteille de lait pour tenter de tromper la caissière sur mes intentions malsaines de me gaver de friandises. J'ai hâte de rentrer chez moi et de me faire un « shoot » de sucre, de me « pulsionner ».

Mais attention à la descente ! Le lendemain, je me sens vaseuse, nauséeuse. Le visage blême, le cerveau embrumé, la langue chargée comme une remorque de camion, la bouche pâteuse, l'équilibre altéré, sans avoir bu la moindre goutte d'alcool, j'ai tous les symptômes d'un lendemain de cuite.

C'est le mal de sucre. Le pire est à venir, en fin de matinée, le malaise arrive, une rage de sucre : suées, bouffées de chaleur, tremblements, sensation de vide, mal de tête, l'estomac noué comme un vieux torchon, la nausée avec la sensation générale de marcher dans une fosse à glue, je suis alors agressive et détestable comme une adolescente privée de smartphone !

A ces symptômes physiques s'ajoute la honte d'avoir céder à ma pulsion, d'avoir perdu le contrôle, d'être l'esclave d'un dealer de supermarché, d'un fix de sucre. Poussée par un instinct mortifère, je m'inflige les blessures d'une véritable scarification alimentaire. Je suis sous le choc d'un nouveau round perdu dans le combat contre moi-même.

Humiliée, vaincue, je me dégoûte.

L'estime de moi-même est restée collée au fond du sucrier comme un vieux caramel.

Comment en suis-je arrivée là ?

Il faut voir la réalité en face, je suis accroc au sucre. Comme le grand requin blanc est excité par une goutte de sang, je me transforme en bête délirante et insatiable à la moindre trace de goût sucré. *« Mon précieux ! Oh oui, je le veux. Ca nous brûle. »*. Est-ce moi qui dévore le sucre ou est-ce le sucre qui me dévore ?

Alors que je vis dans un monde de surabondance alimentaire, pourquoi est-ce que je m'accroche à une barre chocolatée comme à un radeau de sauvetage ? J'ai peur de ne pas pouvoir changer. Je ne parviens pas à me projeter dans l'avenir, je suis figée dans un présent doucereux et sirupeux. Quand on ne peut plus avancer, penser à demain, on est un peu mort, n'est-ce pas ? Cette nourriture sucrée me tue. J'ai peur de ne plus savoir vivre. Mais comment faire ? Comment changer ? Comment ouvrir dans mon esprit l'espace nécessaire pour rêver le futur de ma vie, faire progresser l'histoire de mon existence, me rendre disponible pour avancer et progresser. Est-ce que je peux retrouver ce chemin, cet ailleurs, est-ce que je peux faire bouger les lignes, retrouver une énergie vitale, un nouvel élan ? Je ne veux plus être un sujet soumis, obéissant aveuglément à son altesse sucrissime. Je veux sortir de la dictature de Sucreland, passer de l'autre côté de la frontière, me libérer du joug si doux de l'oppresseur.

Longtemps, j'ai tenté de résister, de réduire ma consommation, d'être raisonnable. J'ai le sentiment de m'être battue pendant des années, je suis épuisée physiquement et moralement.

Addiction au sucre

Etre faible

De nos jours, les comportements humains sont classifiés, répertoriés, étiquetés. Chacune de nos habitudes de vie est décortiquée par des sociologues, des psychologues, des neurologues et autres spécialistes du corps et de l'âme. Chacun de nos gestes doit entrer dans des cases préétablies et si la case n'existe pas, on en crée une. Les écarts par rapport à la norme sont peu tolérés. La société a tendance à voir des pathologies partout. La gourmandise, le plaisir pris en mangeant ne font pas exception. Mais est-ce qu'on ne va pas trop loin en utilisant le terme d'addiction parce qu'on craque pour une pâtisserie ? Après tout, nous sommes libres de choisir ce qui nous fait plaisir, libres de nos excès.

D'ailleurs certains comportements addictifs sont connotés très positivement. Si vous êtes accrocs au travail ou au sport, c'est bingo ! Vous avez gagné à la loterie des addictions. Vous serez admirés pour votre ténacité, votre énergie, votre force de caractère et votre engagement. La société valorisera votre conduite et vous recevrez de nombreux éloges et compliments pour votre attitude. Super bingo ! Vous développerez une image positive de vous-même. Vous aurez une grande confiance en vous et serez plus heureux dans votre vie sociale.

Mais la société ne valorise pas l'addiction à l'alimentation. Si vous mangez trop, on pensera que vous n'avez aucune volonté, que vous êtes dominés par un sens vulgaire et primitif, que vous ne savez pas vous contrôler, que vous êtes une personne faible, molle, sans caractère et donc sans intérêt. Beaucoup riront de vous, certains vous trouveront repoussant ou malpropre car trop manger n'est ni hygiénique, ni swag, ni sexy. Dans le cadre professionnel, on doutera de votre intégrité, de votre courage, de votre énergie, de votre leadership et même de votre intelligence.

Le sucre sur le bout de la langue !

Comment de minuscules molécules de sucre parviennent-elles à occuper autant de place dans mon corps et mon esprit ? Comment cette substance réussit-elle à me mettre au pas si facilement ? Dans mes cours de biologie, j'avais appris que sur la langue des zones précises sont réservées pour chaque goût et que l'on pouvait dessiner une carte de la langue, l'amertume sur la fond, l'aigre et le salé sur les côtés, le sucré sur la pointe. Mais tout cela est faux, archifaux ! En réalité, c'est toute la langue et plus, c'est toute la bouche, y compris le palais, qui est sensible au sucre. Le moindre millimètre carré de muqueuse à l'intérieur de la bouche est tapissé de récepteurs qui réagissent au sucre en envoyant au cerveau des signes de satisfaction et de plaisir. *« Miam, miam. C'est bon. Merci pour cette saveur douce, merci pour ce bien-être, merci pour ce surplus d'énergie apporté à l'organisme. »*. La bouche est hypersensible à la saveur sucrée. Terrain miné !

En 2009, Robert Margolskee du Monell Center de Philadelphie a mis en évidence que ces milliers de récepteurs du sucre présents dans la bouche sont également activés par la THC contenu dans la Marijuana, c'est d'ailleurs ce qui explique les fringales des fumeurs de cannabis.

Mais ce n'est pas tout ! Les recherches récentes montrent que des récepteurs activés par le sucre sont installés là où l'on ne s'y attend pas ! En plus de la bouche, on les trouve dans l'œsophage, l'estomac et le pancréas. C'est tout le système digestif qui réagit et adore le contact avec le sucre ! Un soda, un pot de crème glacée et c'est la fête chez les neurotransmetteurs dans tout le tube digestif !

Envie de sucre ? Allez voir un neurologue !

Comment mon cerveau passe-t-il d'une pensée positive « Oh ! Ce gâteau est délicieux, je vais me le rappeler pour une prochaine fois.» à une idée complètement obsessionnelle et destructrice : « Ce gâteau est essentiel, j'ai besoin de ce gâteau, je vais le manger en entier et puis après je vais vite trouver un autre gâteau à avaler ! » ?

Officiellement, l'addiction au sucre n'est pas reconnue par la médecine. La société Américaine de Psychiatrie qui établit les normes et fait référence au niveau mondial en ce qui concerne les troubles mentaux considère que les études sur les comportements compulsifs par rapport au sucre ne sont pas assez nombreuses pour parler d'addiction. C'est donc un classement sans suite par manque de preuves.

Pourtant, les progrès de l'imagerie médicale et les recherches scientifiques récentes commencent à accumuler des preuves irréfutables contre le sucre. Menons l'enquête.

Preuve 1 : Le cerveau du gastronome

Dans les années 1980, à Genève, le neurologue Theodor Landis identifie le « Syndrome du gourmand ». Suite à une lésion au niveau de l'hémisphère droit du cerveau, 34 patients développent une obsession nouvelle pour la nourriture raffinée. C'est le cas, par exemple, de cet homme d'affaires plutôt sportif qui, victime d'un accident vasculaire cérébral, devient obsédé par la gastronomie. L'achat des ingrédients, la préparation d'une recette de cuisine, la présentation et la consommation de mets délicats deviennent une passion envahissante. Il ne peut plus s'arrêter de parler et d'écrire à propos de la gastronomie.

L'étude de ce trouble bénin de l'alimentation apporte une preuve du lien entre certaines lésions du lobe frontal droit du cerveau et les compulsions alimentaires.

Preuve 2 : Sucre et alcool, même combat

On sait depuis longtemps que les comportements des accrocs au sucre et ceux des malades alcooliques se ressemblent beaucoup. Tous deux ont besoin d'une dose toujours plus grande pour être satisfait. Il faut ingérer toujours plus d'alcool ou de sucre pour calmer la pulsion. Un verre suffit au début puis au fil des mois et des années il faut boire deux verres puis trois,… de même, on démarre avec un gâteau ou un bonbon , puis au fil du temps, ce sera deux, puis trois…. L'augmentation des quantités n'apporte pas de bien-être supplémentaire mais devient nécessaire pour calmer la pulsion en attendant la suivante au point que la ligne de vie se transforme en ligne pointillée.

L'autre point commun entre malades alcooliques et les accrocs au sucre est leur incapacité à arrêter ou simplement à réduire la consommation malgré les conséquences néfastes. La menace de tomber gravement malade est réelle et les regards méprisants écrasent l'amour propre comme on écrase un vieux mégot sur le sol, mais les addicts à l'alcool ou au sucre ne peuvent tout simplement pas changer leur comportement.

On sait aussi que beaucoup de personnes en sevrage d'alcool compensent le manque par l'ingestion de produits sucrés. De la même façon, on remarque que beaucoup de fumeurs, accrocs à la nicotine, commencent à croquer des bonbons lorsqu'ils veulent se sevrer du tabac.

Face à l'objet de leur désir, le cerveau des alcooliques et celui des personnes accros aux sucreries fonctionnent de la même manière.

Preuve 3 : Le sucre : une récompense

En neurosciences, la nourriture est considérée comme une «récompense naturelle" au même titre que les contacts sociaux ou les relations sexuelles. Le plaisir ressenti incite à rechercher la répétition de comportements souvent essentiels pour la survie de l'espèce mais parfois cette belle mécanique surchauffe et s'emballe.

C'est ce que montre une expérience réalisée sur le ver Caenorhabditis elegans. Ce charmant petit vers possède une version rudimentaire du circuit de récompense et quand les chercheurs inactivent quatre à huit neurones dopaminergiques clefs, l'animal ne sait plus réguler sa consommation de nourriture et se gave d'un tas de bactéries (son repas préféré) sans plus pouvoir s'arrêter.

Chez les mammifères, le circuit de la récompense est plus complexe. Il est intégré à d'autres zones cérébrales impliquées dans le ressenti des expériences vécues telles que se nourrir, avoir des relations sexuelles ou interagir avec les autres. Citons le complexe amygdalien qui permet d'évaluer si une expérience est plaisante ou non, l'hippocampe qui associe l'expérience vécue à d'autres souvenirs comme par exemple le souvenir des personnes présentes, du lieu et des circonstances de l'expérience vécue ou bien encore les régions frontales du cortex cérébral qui traitent toutes ces informations et engagent l'individu dans tel ou tel comportement.

Malgré cela, le système physiologique de récompense de l'homme reste un circuit primitif, cette caractéristique le rend extrêmement difficile à contrer. Impossible de l'ignorer ou de le dominer par la raison ou par la force de caractère. Le sucre a de puissants effets sur notre système de récompense et peut conduire à des signes classiques de dépendance comme ceux que subit notre gentil ver Caenorhabditis elegans.

Preuve 4 : les rats de Princeton

L'ingestion de sucre stimule la libération de dopamine dans le cerveau. La dopamine est aussi appelée l'hormone du bonheur. Elle intervient dans le mécanisme de la récompense, de la motivation, du contrôle de soi et la de la satisfaction. La dopamine est une vraie starlette, sexy et glamour, elle enflamme le cortex cérébral ! Le cerveau raffole, il en redemande ! Encore ! Encore !

En 2008, le Département de psychologie de l'Institut de Neuroscience de Princeton a mis en évidence le phénomène d'addiction et l'existence de signes de sevrage au sucre identiques à ceux qui existent avec les drogues comme la cocaïne, la morphine ou la nicotine.

Des rats de laboratoire ont eu à leur disposition de l'eau sucrée à 10 %, c'est à peu près le pourcentage que l'on retrouve dans les sodas vendus dans le commerce. Les rats à qui l'on propose cette solution de façon occasionnelle n'ont pas développé de symptômes d'addiction mais ceux qui ont eu de l'eau sucrée à volonté ont montré des signes de dépendance.

D'abord, les chercheurs ont constaté que ces rats buvaient l'eau sucrée dans une quantité bien supérieure à leur besoin. Cette consommation excessive a fait monter la production de dopamine, l'hormone du bonheur, dans leur cerveau. Puis les chercheurs ont retiré l'eau sucrée. Les rats sont devenus anxieux, préférant se blottir dans le coin de leur cage plutôt que d'explorer leur labyrinthe comme ils le font habituellement. Ils se sont mis à claquer des dents et à trembler sous l'effet du manque. Les rats de l'université de Princeton shootés au soda sont en manque !

A Bordeaux, Serge Ahmed, directeur de recherche au CNRS et neurobiologiste a démontré que les souris préfèrent le sucre à de la cocaïne. Son étude a été reproduite dans d'autres laboratoires, et avec d'autres substances addictives comme la méta-amphétamine, la nicotine et l'héroïne. Les souris préfèrent toujours l'eau sucrée à ces drogues très addictives. Quand vous saurez que la morphine, la cocaïne et le sucre ont les mêmes récepteurs dans le cerveau, vous aurez compris que le sucre est bien sur la playlist de l'addiction !

Le sucre, l'OMS et moi

Vous connaissez l'OMS, l'Organisation Mondiale de la Santé ? C'est l'autorité chargée de la santé publique dans le système des Nations Unies. Dis comme ça, ce n'est pas très glamour, mais l'OMS s'intéresse à notre santé et fait très attention à ce qu'elle annonce et publie car ses propos engagent les politiques de santé de nombreux pays.

Est-ce que l'Organisation Mondiale de la Santé s'intéresse à mon addiction au sucre ? J'effectue quelques recherches et très vite, j'ai la réponse. En entrant le mot clé « sugar » dans la barre de recherche sur le site internet de l'OMS, c'est plus de de 2000 résultats qui sont proposés. Oui, le sucre est un sujet de santé qui préoccupe les gentils docteurs de l'OMS. La consommation excessive de sucre est un problème de santé mondial car elle est étroitement liée à la progression des maladies non transmissibles comme le diabète, l'obésité, les maladies cardiovasculaires et certains cancers.

Les recommandations de l'OMS : les limites de 10 % et 5 % de sucre ajoutée

L'OMS fixe des critères et des normes en s'appuyant sur des données scientifiquement prouvées. La première recommandation de l'OMS concernant la consommation de sucre date de 1989 et préconise de réduire la consommation de sucre ajouté à moins de 10 % de l'apport énergétique total journalier, soit 70 grammes de sucre ajouté par jour pour les hommes et 50 grammes pour les femmes.

Le Dr Francesco Branca, Directeur du département de Nutrition pour la santé et le développement à l'OMS explique qu'il existe de solides preuves scientifiques que le seuil de 10 % permet de réduire le risque de surpoids et d'obésité.

Le seuil de 10 % est une recommandation « forte » de l'OMS, cela signifie que les ministres de la santé des états peuvent s'appuyer sur ce chiffre pour rédiger les politiques publiques mais l'OMS ajoute que le bénéfice pour la santé est encore plus grand en réduisant l'apport de sucre ajouté à 5 % de la consommation énergétique totale. Par exemple, en dessous de 5%, le risque de caries dentaires disparait.

En conséquence, le 4 Mars 2015, l'OMS actualise ses recommandations et appelle à réduire la consommation de sucre ajouté chez les adultes et les enfants à 5% des apports énergétiques journaliers, c'est-à-dire en dessous de 38 g par jour pour un homme et 25 grammes pour une femme.

Pour mieux visualiser les quantités recommandées par l'OMS, il suffit de les convertir en nombre de morceaux de sucre. En France, le morceau de sucre blanc traditionnel (n° 4) vendu en paquet d'un kilogramme pèse 6 grammes.

Suivant la première recommandation de l'OMS, soit un maximum de 10 % de sucre dans la ration journalière, cela représente :

* pour un homme, 12 morceaux de sucre
* pour une femme, 8 morceaux de sucre.

Si l'on considère la seconde recommandation de l'OMS, soit 5 % de sucre ajouté dans la ration quotidienne, c'est :

* pour un homme, 6 morceaux de sucre
* pour une femme, 4 morceaux de sucre.

Heureusement, d'après l'OMS, le seuil de 10% peut être facilement atteint en supprimant les sodas et toutes les boissons sucrées. Par contre, pour atteindre le seuil des 5%, c'est une autre paire de manches car il faut absolument arrêter de manger des gâteaux, des biscuits, des confiseries et surveiller le taux de sucre ajouté dans les aliments industriels.

Le sucre d'après l'OMS

L'Organisation mondiale de la santé recommande de réduire notre consommation de sucre. Mais quelle est sa définition du sucre ? L'OMS distingue deux catégories de sucre : les sucres naturels et les sucres ajoutés. Regardons-les d'un peu plus près !

Le sucre naturel

Les sucres naturels sont sans conséquence tant qu'il reste dans « leur nature », c'est-à-dire dans les fruits ou les céréales. Le sucre présent naturellement dans les fruits, les légumes, le lait, les légumineuses, les grains, les noix et graines est sans effet indésirable pour la santé. L'OMS considère que ce sucre dit « sucre intrinsèque » est sain à condition qu'il soit mangé avec le fruit ou le légume entier, et, c'est important, pas sous forme de jus de fruits ou de jus de légumes. De même, l'OMS ne cible pas les féculents. Ce sont des sucres lents dont le corps a besoin. On peut compter sur les pâtes, le riz, les pommes de terre et le pain.

Attention au sucre naturel concentré

Le sucre naturel dans les aliments frais est bon pour la santé tant qu'il reste dans l'aliment, il devient un problème quand il est concentré, c'est pourquoi il faut être raisonnable avec la consommation de jus de fruits et de légumes frais car ce sont des concentrés de fructose.

Le fructose est le sucre des fruits. Dans une pêche il y a 1% de fructose, ce qui est très peu. On peut se régaler d'une pêche bien mûre mais si on mange le fructose sans le fruit, c'est-à-dire en buvant un jus de pêche, le fructose arrive trop vite au niveau du foie et celui-ci ne parvient pas à transformer tout le sucre en énergie. Le surplus de fructose est alors converti en graisse. C'est d'ailleurs comme cela que l'on fabrique le foie gras, on gave les oies et les canards avec du maïs qui est composé majoritairement de fructose. Alors, pensez aux oies et aux canards et évitez de concentrer le sucre naturel en buvant des jus de fruits ou des jus de légumes car le foie qui traite le fructose des jus et des concentrés de fruits et légumes sera débordé de travail et transformera ce fructose en graisse.

De la même façon, pour l'OMS, les sucres naturellement présents dans le miel et les sirops d'agave, d'érable ou de mélasse sont aussi nocifs que le sucre blanc. Leur consommation doit être limitée. En effet, ce sont des produits très concentrés en fructose. Il faut savoir que le miel, c'est 40% de fructose, le sirop d'agave 60% de fructose. Foie gras garanti.

Dans mes placards de cuisine, il y a ….

D'après les médecins de l'OMS, il faut d'abord et surtout se méfier du sucre ajouté, celui que les fabricants mettent dans leurs plats cuisinés et leurs boissons industrielles.

Mais s'il est facile de comprendre qu'il y a du sucre ajouté dans un gâteau ou dans un soda, il est plus compliqué d'admettre qu'il y a du sucre caché dans les nombreux aliments industriels, y compris dans ceux qui n'ont pas le goût sucré comme le pâté ou le saucisson.

L'OMS a-t-elle ouvert mes placards de cuisine et mon frigo ? Non bien sûr, alors, je vais le faire, je vais vérifier par moi-même la présence de ce sucre caché dans les produits alimentaires que j'achète au supermarché.

J'ai regardé de plus près mes aliments préférés pour lire les informations nutritionnelles sur les emballages. C'est très facile à faire. Il suffit de repérer la ligne « glucides » et juste en dessous, il y a toujours écrit « dont sucres ». C'est cette ligne « dont sucres » qui indique la quantité de sucre ajouté.

J'ai lu les étiquettes nutritionnelles et j'ai trouvé beaucoup de sucre ajouté. Voici quelques exemples de produits prélevés dans ma cuisine.

J'ai trouvé du sucre ajouté dans :

* le camembert (0,5 g pour 100 g),
* les haricots rouges (2 g pour 100 g),
* la moutarde (2 g pour 100g),
* le jambon (2 g pour 100g),
* les choux de Bruxelles en conserve (2,2 g pour 100 g),
* la soupe de tomates (3 g pour 100 g),
* la pulpe de tomates (3.5 g pour 100 g),
* le cheddar en tranches pour hamburger (4 g pour 100 g),
* les petits pois carottes en conserve (4 g pour 100 g),
* le lait bio (4,8 g pour 100 g),
* le fromage La vache qui rit (6 g pour 100g),
* le yaourt 0% de matières grasses (6 g pour 100 g),
* le coulis de tomates (6,7 g pour 100 g)
* le pain hamburger (7 g pour 100 g),
* la mayonnaise (12 g de sucre pour 100g),
* les céréales minceur (17 g pour 100g).

Je rappelle que l'OMS estime que la limite à ne pas franchir est de 25g de sucre ajouté par jour ! Comment se tenir à ces recommandations quand mon placard et mon frigo sont des sucriers géants !

Quand l'agroalimentaire se sucre !

Après avoir passé en revue les quelques boites de conserve et plats préparés qui se trouvent dans ma cuisine, j'ai fait le constat que ces produits contiennent du sucre ajouté, même ceux qui n'ont pas un goût sucré. Je me demande pourquoi il y a du sucre dans les saucisses ? Qu'est-ce qui motivent les industriels de l'agroalimentaire à agir de la sorte ?

Je mène ma petite enquête et j'apprends que le sucre améliore le goût et la texture, aide à la conservation des aliments et ne coûte presque rien. Pour un industriel de l'agroalimentaire, le sucre c'est le jackpot !

Comme dans « Le meilleur des mondes », le roman de science-fiction d' Aldous Huxley dans lequel la population est invitée à oublier ses problèmes en ingérant quelques grammes de « soma », les fabricants de l'agro-alimentaire ont pris le pouvoir sur nos placards et sur nos vies. En donnant le « soma », en présentant une offre attrayante et à bas coût, les industriels cultivent notre dépendance béate et collective au sucre. Notre goût est conditionné par l'agroalimentaire, nous préférons les desserts industriels aux desserts fait maison, nous salivons devant les plats préparés et trouvons ringards les plats mijotés dans notre cuisine, nos caddies débordent de sodas et de jus de fruits car nous ne savons plus boire un simple verre d'eau. Le sucre a même modifié notre système de valeurs. Dans nos familles, l'amour pour un enfant se démontre en lui achetant du sucre. Qui oserait priver un enfant de soda, de pâte à tartiner, de bonbons, de biscuits, de pizza, de cordon bleu ? L'agroalimentaire a réussi à nous noyer dans un flot de sucre et nous maintient fermement la tête sous l'eau pour que nous n'ayons pas l'idée de remonter respirer en surface.

La civilisation du sucre n'est pas prête de s'éteindre puisque l'industrie du sucre vient encore d'augmenter son emprise sur notre alimentation. Depuis, octobre 2017, les quotas européens de production de sucre ont été levés, ces quotas étaient destinés à garantir et à réguler la filière du sucre.

Deux conséquences sont attendues suite à la disparition de ces quotas : d'abord, les industriels pourront utiliser autant de sucre qu'ils le souhaitent dans leurs produits, ensuite le prix de la tonne de sucre ne sera plus garanti et devrait bientôt s'effondrer, ce qui augmentera encore la marge bénéficiaire sur les produits alimentaires industriels.

Le sucre dans les pâtisseries et confiseries

C'est dans les pâtisseries et les confiseries que l'on s'attend, et même que l'on espère, trouver du sucre ! Il est indispensable car il fait croquer et dorer les biscuits, fait lever les pâtes à brioches, prendre les mousses de fruits, conserve les confitures, donne de l'onctuosité aux crèmes glacées et rehausse le goût de fruits rouges.

Le sucre dans le pain

Le sucre permet de colorer les fonds de tarte, les pâtes à pizza, les biscottes et le pain. Il accélère la vitesse de fermentation des levures, rend les pâtes plus souples et facilite leur pétrissage et leur façonnage.

Le sucre dans les sauces, les soupes, les conserves de légumes

Le sucre dans les sauces, les soupes et les conserves de légumes intervient surtout pour améliorer le goût et adoucir l'acidité de la tomate utilisée dans certains de ces produits.

La quantité de sucre ajouté dans les conserves de légumes se situe entre 1 et 2 pour cent. Ce sont les petits pois-carottes qui contiennent le plus de sucre ajouté (3 à 4 %) mais c'est obligatoire pour obtenir l'appellation « à l'étuvée »

Une exception : le ketchup ! Il contient entre 18 et 20 g de sucre pour 100 g, soit l'équivalent de 4 g de sucre par cuillère à soupe de ketchup !

Le sucre dans les charcuteries et salaisons

L'ajout de sucre ajouté est rendu obligatoire dans les jambons, saucissons et autres charcuteries par le Code des usages de la charcuterie, dans la limite de 0.5 % et 3 % du poids total.

Sous l'effet de la chaleur, le sucre et les protéines réagissent ensemble ce qui apporte un arôme mais aussi une couleur foncée de cuisson particulièrement appétissante. C'est ce qu'on appelle la réaction de Maillard, réaction chimique bien connue des charcutiers.

De plus, le sucre permet de stabiliser la couleur rose de la viande. Sans sucre, les pâtés s'oxydent et deviennent verdâtres, le sucre permet de leur conserver une belle couleur appétissante et il permet de compenser le goût amer du foie utilisé dans certaines préparations charcutières.

Venez, je vous invite à la maison !

L'OMS recommande aux femmes de ne pas dépasser la quantité de 25 g de sucre ajouté dans la journée. Quelle est ma consommation de sucre ajouté ? La revue de mes placards ne m'a pas rassurée, quand je pense que 100 g de mes céréales minceur contiennent 17 g de sucre ! Pour y voir plus clair, j'ai décortiqué mon alimentation pendant une journée et j'ai calculé ma consommation de sucre ajouté.

Mes repas de la journée

Voici pour chaque aliment de cette journée la quantité de sucre ajouté que j'ai mangé sans même m'en rendre compte.

Le petit déjeuner

* Un bol de lait bio : 12 g de sucre ajouté
* 2 cuillerées de poudre de cacao bio : 22.1 g de sucre ajouté
* 2 tartines de pain grillées beurrées : 0 g de sucre ajouté

Pause de 10 heures

* Deux biscuits fourrés au chocolat au lait : 14.6 g de sucre ajouté
* Un café sucré : 6 g de sucre ajouté

Déjeuner

* Carottes râpées : 4.5 g de sucre ajouté
* Steak : 0 g de sucre ajouté
* Frites surgelées : 1 g de sucre ajouté
* Mayonnaise : 1 g de sucre ajouté
* Un yaourt aux fruits : 9 g de sucre ajouté
* Un soda : 35 g de sucre ajouté
* Café sucré : 6 g de sucre ajouté

Le creux de 17 heures

* Petit pain au chocolat : 10.9 g de sucre ajouté
* Un verre de jus d'oranges bio : 12 g de sucre ajouté

Dîner

* Salade de tomates : 0 g de sucre ajouté
* Pomme de terre sautées : 0 g de sucre ajouté

* Omelette : 0 g de sucre ajouté
* Un verre de jus d'oranges bio : 12 g de sucre ajouté

Total pour la journée : 146 g de sucre, soit plus de **24** morceaux de sucre en une journée !

Mon alimentation n'est pas très équilibrée mais je ne m'attendais pas à ce chiffre. Je suis sous le choc. En une journée et sans m'en rendre compte, j'ai avalé 146 g de sucre ajouté soit plus de 24 morceaux de sucre ! J'ai envie de pleurer !

La consommation maximale recommandée par l'OMS est de 25 g par jour pour une femme, j'ai donc un surplus de 121 g soit 20 morceaux de sucre !

Les bras m'en tombent ! Je n'avais jamais pris la mesure du désastre alimentaire que je subis au quotidien. C'est un Waterloo de sucre. Je suis cernée, envahie, vaincue par un ennemi qui sait se rendre invisible, qui se camoufle dans chaque bouchée avalée, dans chaque gorgée de liquide bue.

Le petit déjeuner, à lui seul, totalise 34.1 g de sucre ajouté et dépasse les 25 g conseillés pour la journée entière. Je me demande pourquoi il y a 12 g de sucre ajouté dans mon bol de lait bio ?

Les deux biscuits et le café de la pause de 10 heures représentent 20,6 g.

Le record est battu par le déjeuner qui totalise 56,5 g de sucre ajouté. Le soda porte haut le drapeau du sucre ajouté puisqu'il en apporte à lui seul 35 g !

Le creux de 17 heures enfonce le clou avec 22.9 g de sucre ajouté.

J'ai failli frôler la perfection avec le dîner sans sucre ajouté mais le jus d'orange bio a tout gâché avec ses 12 g de sucre ajouté.

Ce qui m'étonne le plus dans ma consommation de la journée, ce sont les boissons ! J'ai bu du lait bio, du jus d'oranges bio, un café et un seul soda ! Cela me paraissait correct vis-à-vis de ma consommation de sucre et pourtant les boissons de la journée ont apporté au total 77 g de sucre, plus de la moitié des apports en sucre ajouté !

Le sucre dans mon lait, mon jus de fruits, mon café, le sucre dissous, dilué, caché dans mes boissons, ce sucre liquide est un ennemi redoutable. Face à ce Goliath de sucre, biberonné par l'industrie alimentaire, ma raison est une armure de papier. Avec quelle fronde vais-je bien pouvoir lui éclater la tête ?

Haro sur les boissons sucrées

Imaginez un breuvage qui abîme vos dents, vous engraisse et augmente dangereusement votre risque de devenir obèse, diabétique, de développer une maladie cardiovasculaire ou un cancer. Imaginez cette boisson à laquelle vous deviendrez très vite dépendant. Imaginez ce poison en vente libre dans tous les commerces alimentaires, les cinémas, les stations essence, les centres sportifs, les distributeurs dans les gares, les lieux de travail, les écoles, les hôpitaux. Un vrai scandale sanitaire, un cauchemar pour les médecins et les nutritionnistes.

Vous l'avez compris, ces boissons toxiques sont toutes gorgées de sucre. On peut citer :

* les jus et nectars de fruits
* les sodas et les limonades
* les boissons énergisantes
* les boissons à base de fruits (punchs et cocktails)
* les sirops aromatisés
* les cafés et thés froids prêts à la consommation
* les boissons au lait aromatisé

Les sodas, en particulier, sont trop sucrés. En moyenne, il faut compter l'équivalent de 7 morceaux de sucre par canette de soda. Rappelons que d'après l'OMS, il ne faudrait pas dépasser 4 morceaux de sucre par jour pour une femme et 6 pour un homme.

Le docteur Dariush Mozaffarian, doyen de la faculté des sciences de la nutrition à l'Université Tufts à Boston (Massachusetts) explique dans une étude que «de nombreux pays enregistrent un nombre élevé de décès résultant d'un seul facteur diététique, à savoir les sodas et autres boissons fruitées ou sucrées comme les thés glacés, dont une forte réduction de la consommation ou leur élimination devrait être une priorité planétaire».

D'après cette étude, en France, c'est 2000 personnes qui décèdent précocement à cause des ravages des boissons sucrées sur l'organisme. La palme revient au Mexique avec 25 000 morts par an, ce qui représente 30 % des décès des Mexicains de moins de 45 ans ! Les Etats-Unis sont en seconde position (24 000 décès par an). Les meilleurs élèves se trouvent au Japon où le pourcentage dégringole à moins d'1% pour les plus de 65 ans.

Notons que l'étude n'a pas pris en compte les jus de fruits pressés naturels. Or le jus de pommes ou de raisins peut avoir le même taux de sucre qu'un soda du fast-food.

L'offre en boisson sucrée est croissante, généreuse, colorée, attirante, et peu cher. L'industrie agroalimentaire propose de jolies bouteilles au design travaillé, des canettes colorées, des slogans publicitaires amusants et aguicheurs. En 2004, en Amérique, le total du budget publicitaire pour les boissons sucrées a dépassé les 11 milliards, j'ai bien dit milliards ! Avec un tel budget, difficile de les ignorer ! Leur chant est plus puissant et plus ensorcelant que celui des sirènes d'Ulysse. A quel mât faut-il se faire attacher pour leur résister ?

En 2012, la municipalité de New York a publié une étude sur les sodas afin de sensibiliser les NewYorkais au danger que représentent les boissons sucrées et a calculé que boire 2 sodas, soit 60 cl, par jour revient à manger 22 kilos de sucre par an.

L'ancien maire de la ville de New York, Michael Bloomberg, a réagi et a fait interdire les gobelets taille maxi, ceux de plus d'un demi-litre, dans les restaurants, les stades et les cinémas de New York car la taille des gobelets peut atteindre la capacité d'un litre et contenir l'équivalent de 21 morceaux de sucre par gobelet !

Une étude récente donne raison au Maire de New York. Publiée en Juin 2015 dans Circulation, l'étude estime à 184 000 par an le nombre de décès dans le monde liés aux sodas : 133 000 à cause du diabète, 45 000 de pathologies cardiovasculaires et 6 450 de cancers car, il faut le savoir, les boissons sucrées entraînent un phénomène de résistance à l'insuline qui mène droit au diabète mais aussi un stockage de graisses au niveau du foie, comme pour les oies et les canards que l'on gave au fructose du maïs. On peut développer une cirrhose ou un cancer du foie sans avoir jamais bu une goutte d'alcool ni connu l'ivresse !

Dominique BELLAMI

Qu'est-ce que le sucre?

Raffinage peu raffiné

Le sucre blanc raffiné n'existe pas à l'état naturel, c'est un produit d'extraction, un produit industriel. Le sucre blanc est le produit d'un processus de raffinage de la betterave. Qu'est-ce que cela veut dire ?

Les racines de betteraves sont découpées, trempées dans l'eau pour que les cellules de la betterave se gorgent d'eau au point d'éclater. Le jus sucré est récupéré, nettoyé des impuretés en ajoutant du lait de chaux et du dioxygène de carbone, clarifié par ajout d'anhydride carbonique et d'anhydride sulfureux puis filtré, parfois sur du noir animal composé d'os calcinés d'animaux, et cuit pour obtenir un sirop. Ce sirop est lui-même recuit puis passer à la centrifugeuse pour obtenir des cristaux de sucre qui sont décolorés par un traitement au sulfoxylate de sodium et blanchis au bleu anthraquinonique.

Le sucre, ça « *ose* » tout, c'est même à ça qu'on le reconnait !

Les « oses » et ses dérivées sont des molécules de base des sucres. Tous les sucres, dont les noms se terminent par « ose », comme glucose, fructose, lactose, …sont naturellement présents dans les fruits, les légumes et le lait mais dans notre société moderne, la famille « ose » est également présente dans les produits industriels, et ça change tout ! S'ils sont doux et agréable comme une caresse quand ils sont à leur place naturelle, c'est-à-dire le lactose dans le lait, le fructose dans un fruit, les membres de la famille « ose » deviennent de véritables monstres quand ils sont ajoutés artificiellement dans les aliments d'origine industrielle.

Mr Jekill et Mr Hyde

Pour mieux comprendre ce comportement schizophrénique, il suffit de penser à la feuille de coca. C'est une feuille produite par un petit arbre d'Amérique du Sud. La feuille de coca est consommée de façon ancestrale par les habitants du Pérou et de la Bolivie, elle est mâchée ou bue sous forme de tisane car elle permet de lutter contre la fatigue ou la raréfaction de l'oxygène en altitude sans causer de dommages sur l'organisme.

Il en va tout autrement pour la cocaïne, un produit extrait de la feuille de coca, un produit isolé du reste de la plante et très concentré. Inutile d'insister sur les capacités de nuisance de ce produit, tout le monde connait les problèmes de santé qu'implique la consommation de cocaïne.

La feuille de coca est sans doute un exemple extrême, mais il permet de mieux comprendre comment on peut passer d'une substance bienfaisante quand elle est consommée avec la plante naturelle à une molécule destructrice pour le corps et l'esprit quand elle est extraite de la plante et concentrée.

La logique est exactement la même pour le sucre. La canne à sucre et la betterave sucrière sont des plantes naturelles mais lorsqu'on produit du sucre à partir de ces plantes, on extrait et on concentre les molécules de saccharose. Le sucre est un produit naturel et sain dans un fruit ou un légume mais devient un problème de santé quand il est extrait de la plante et concentré.

Portrait d'un serial-killer

Une plaie sociale

Ma consommation de sucre ajoutée est démesurée, je suis en constante overdose, malheureusement je ne suis pas seule dans cette galère. Cela m'attriste, nous sommes des millions à manger trop sucré, à mettre notre métabolisme en difficulté et notre santé en danger.

En France, la consommation de sucre est passée 1 kg par an et par personne dans les années 50 à 35 kg en 2010, et ce chiffre double lorsque l'on traverse l'Atlantique. On estime que l'Américain moyen consomme l'équivalent de 22 cuillères à café de sucre par jour.

D'après l'OMS, en Europe, la ration de sucre ajouté représente 8 % des calories consommées par les Hongrois et les Norvégiens mais 17 % de celles des Espagnols et des Britanniques. Chez les enfants, les chiffres grimpent. C'est au minimum 12 % de sucre dans la ration journalière des petits Danois et Suédois et 25 % pour les plus jeunes en Espagne.

Certains médecins estiment que le sucre tue plus que le tabac et l'alcool et qu'il diminuera à l'avenir la moyenne de l'espérance de vie. On peut s'attendre dans les années à venir à une explosion des maladies chroniques telles qu'obésité, diabète de type 2, maladies cardiovasculaires et cancers.

D'après le docteur Robert Lustig, spécialiste en endocrinologie pédiatrique et professeur à l'Université de Californie de San Francisco, médecin mondialement reconnu, la consommation régulière de 2 sodas par jour diminue l'espérance de vie de 20 à 30 ans, autant que si vous fumiez 2 paquets de cigarettes par jour !

Le coût en vie humaine est terrible et on peut également s'interroger sur le coût et la prise en charge de ces graves maladies. Notre sécurité sociale tiendra-t-elle le choc ?

Le diabète

Sur toute la planète, la consommation de sucre explose et le diabète fait des ravages, on compte 135 millions de malades dans le monde et l'OMS estime qu'ils seront 300 millions en 2025 !

Le diabète est caractérisé par un excès de sucre dans le sang. On le détecte par une prise de sang, en mesurant la glycémie à jeun ou parfois avec un test de tolérance au glucose, c'est-à-dire en comparant la glycémie à jeun et la glycémie deux heures après avoir bu de l'eau sucrée. Il est également possible de le déceler dans les urines, c'est d'ailleurs en goûtant l'urine que les médecins, jusqu'au 18ème siècle, constatait la présence anormale de sucre dans le corps. Aujourd'hui, cette pratique est bien sûr abandonnée et on utilise des bandelettes urinaires pour surveiller le taux de sucre.

Le corps contient l'équivalent d'une cuillère à café de sucre dans le sang. Si cette quantité augmente, cela devient dangereux, le risque c'est de tomber dans le coma et même d'en mourir ! Heureusement, le pancréas veille et fabrique l'insuline qui permettra d'équilibrer le taux de sucre dans le sang mais le pancréas des diabétiques ne fonctionnent plus correctement.

Il existe deux types de diabète :

- Le diabète de type 1 ou diabète insulinodépendant qui atteint le plus souvent les malades jeunes qui s'équilibre par des injections d'insuline durant toute la vie.

- Le diabète de type 2 ou diabète gras qui touche généralement les personnes après la cinquantaine et qui se corrige en perdant du poids, en faisant de l'exercice et en prenant des médicaments. Ce diabète de type 2 est provoqué en grande partie par le mode de vie, la nourriture trop grasse, trop sucrée et le manque d'activité physique. Il représente 90% des diabètes.

Le diabète est une maladie grave qui accélère le vieillissement des tissus et endommage les nerfs et les vaisseaux sanguins notamment les plus fins, les capillaires. Les diabétiques augmentent considérablement leurs risques d'accidents vasculaires au point de diminuer en moyenne d'un tiers leur espérance de vie. Le diabète peut également abimer les reins et entrainer le malade dans une vie alourdie par les dialyses. D'autres complications de la maladie sont responsables d'amputations des orteils, du pied ou de la jambe mais aussi d'atteintes aux yeux qui diminuent la vue parfois jusqu'à la cécité.

Les dents

La bouche abrite des centaines d'espèces de bactéries. Elles vivent dans la plaque dentaire et certaines d'entre elles, les « Streptococcus mutans », transforment le sucre en acide qui attaque l'émail des dents.

Les croqueurs de sucre favorisent l'installation de ces bactéries dans la bouche. Les bonbons, gâteaux, jus de fruits, toutes les petites douceurs sont transformés en acide et finissent par causer d'énormes dégâts sur les dents !

Dans ce cas, ce n'est pas la quantité de sucre qui est important mais la fréquence à laquelle ce sucre apparait dans la bouche. En effet, après chaque repas, la salive parvient en partie à réguler naturellement les problèmes que provoquent l'acide sur les dents mais si le sucre revient trop rapidement dans la bouche, la salive ne suffira pas, les caries risquent d'apparaitre.

Autrement dit, pour les dents, manger souvent du sucre est plus un problème que d'en manger beaucoup. Pour un joli sourire, halte au grignotage !

La peau

En usage externe le sucre est un allié de la beauté. Utilisé en gommage, la peau devient douce et fraiche. Il suffit de frotter délicatement les grains du sucre mélangés à un peu d'huile d'olive, d'amande douce ou de tout autre huile végétale pour obtenir une peau lisse et activer le renouvellement cellulaire. Le plaisir d'une peau légèrement sucrée !

Par contre, le sucre que l'on mange est un problème pour la qualité de la peau. L'ingestion de sucre est responsable d'une surproduction de sébum, de la dilatation des pores et de certaines poussées d'acné. Le sucre augmente la résistance à l'insuline ce qui a pour conséquence l'affolement de l'ordre hormonal responsable de la qualité de la peau et dans les cas extrême, d'hirsutisme c'est-à-dire d'une pilosité excessive et de taches sombres dans le cou et les plis cutanés.

Le sucre accélère également le vieillissement de la peau en réagissant avec le collagène qui la structure et assure sa tonicité. La peau paraitra plus ridée, plus fine et moins souple. Ce phénomène s'appelle la glycation ou caramélisation ! Le sucre s'attache au collagène, l'endommage, le « caramélise », lui faisant perdre à tout jamais son élasticité. La peau devient flasque et relâchée. La destruction du derme par le sucre est lente mais irréversible.

Pour garder le teint frais, bannissez le sucre !

L'obésité

Le sucre n'est pas éliminé par les urines ou la sueur. Il est systématiquement stocké dans notre corps, nos bourrelets et notre foie. Chaque gramme de sucre compte 4 calories. A partir à 9 calories, soit un peu plus de 2 grammes de sucre, c'est 1 gramme de graisse qui s'ajoute à nos rondeurs !

Même si l'obésité dépend de multiples facteurs, génétiques, psychologiques, culturels, environnementaux et alimentaires, au bout du compte il faut admettre que le problème principal est un cerveau malade, dépendant à la nourriture, incapable de réguler les prises alimentaires. C'est là que le sucre fait le plus de ravages, tel une horde de barbares, il déferle dans notre esprit, détruit nos résistances et nous met à genoux ! Epuisés, rincés, nous n'avons pas d'autres choix que de capituler ! Notre résistance est vaincue par les attaques massives et sans pitié d'une légion sucrée.

N'oublions jamais que la molécule du sucre raffiné va dans notre sang et qu'elle peut vite devenir un poison agressif et dangereux pour l'organisme. Pour l'obliger à quitter les vaisseaux sanguins au plus vite, le pancréas entre en action et sécrète beaucoup d'insuline. Le sucre est repoussé, emprisonné dans les cellules adipeuses et augmentent notre masse grasse au passage. Mais la paix n'est toujours pas signée car si le taux de sucre dans le sang décroit, ce qui était le but recherché, souvent il s'abaisse trop rapidement alors un signal est envoyé au cerveau pour l'informer que l'on manque de sucre ! C'est ce qu'on appelle l'hypoglycémie réactionnelle. Le sucre appelle le sucre ! Machiavélique ! Au bout du compte, l'envie de sucre est si violente que le cerveau est assommé comme un boxeur est mis K.O. et nos jambes nous emmènent toutes seules dans la cuisine ! Quand le cerveau ne sait pas dire stop, la silhouette ressemble vite à celle d'un gentil baleineau.

Grignoter des aliments sucrés pour caler les petits creux est une grave erreur alimentaire, c'est comme essayer d'éteindre un feu de forêt en l'arrosant d'essence !

La fatigue des calories vides

Sucre, pauvre sucre ! Le sucre est le plus miséreux des aliments car si tous les aliments sont caloriques, toutes les calories ne se valent pas !

La calorie est une unité de mesure utilisée en nutrition, elle correspond à la quantité de chaleur requise pour augmenter la température d'un gramme d'eau d'un degré Celsius sous une pression standard.

Pour l'apport d'énergie, une calorie apportée par de la viande, du lait, un fruit ou un bonbon, c'est la même chose mais nous avons besoin de beaucoup plus que d'énergie ! Notre corps fonctionne grâce aux nombreux nutriments contenus dans les aliments que nous mangeons.

Or, le sucre raffiné n'apporte que de l'énergie et rien d'autre ! C'est ce qu'on appelle des calories vides. Pas de vitamines, pas de calcium, pas de magnésium, pas de potassium, pas de fer, pas de fibres, pas d'oméga-3.

Mais plus grave encore, le sucre est non seulement un aliment nutritionnellement vide mais en plus il puise dans nos réserves pour être métaboliser ! La digestion du sucre est un processus qui consomme du magnésium et des vitamines notamment la vitamine B1.

A l'instar du sucre, de nombreux aliments industriels, riches en gras et en sucre, apportent beaucoup d'énergie mais très peu d'éléments nourrissants. Leur consommation excessive finit par appauvrir notre capital de nutriments essentiels, le corps fonctionne moins bien, les résistances immunitaires s'affaiblissent. Malnutris, carencés, nous finissons par entrer dans un état de fatigue chronique et même de légère dépression.

Moralité, nous ne sommes pas Willie Wonka, le sucre n'est pas notre ami !

Le foie

Le sucre enflamme notre foie plus sûrement qu'une Reine du Dancing met le feu à la piste. Le foie peut métaboliser environ 6 cuillères à café de sucre par jour, au-delà, le sucre est transformé en graisse. Les bourrelets et le double menton sont un moindre mal, le pire est l'engraissement du foie !

Un foie gras est un foie malade, les dommages peuvent aller dans les cas les plus graves jusqu'à la cirrhose ou le cancer du foie. La NASH ou Non Alcoholic SteatoHepatitis, c'est ainsi que se nomme la pathologie du foie gras humain en anglais, s'installe silencieusement, sans symptômes apparents. Les cellules saines du foie sont remplacées par un tissu scléreux, la fibrose, qui peut évoluer vers la cirrhose. La NASH est une maladie silencieuse qui évolue sur des dizaines d'années. C'est souvent un grand état de fatigue qui finit par déclencher une exploration médicale mais alors c'est souvent trop tard, les lésions fibreuses sont déjà présentes sur le foie. Malheureusement il n'existe aucun traitement à cette grave maladie.

Les médecins estiment que la Nash sera dans les prochaines années, la première cause de transplantation hépatique en France, loin devant d'autres causes comme le virus de l'hépatite C ou la maladie alcoolique.

A méditer : Il y a dans le sang 1 g de sucre par litre de sang. Le corps contenant environ 5 litres de sang, nous avons besoin de 5 g de sucre, soit un seul et unique morceau de sucre ! Tout le surplus de sucre sera dirigé vers le foie!

Le cancer

Le sucre provoque des dysfonctionnements du métabolisme, un dérèglement de la sécrétion de l'insuline et des atteintes graves de certains organes comme le foie. Il faut aussi comprendre que le sucre provoque une inflammation chronique des organes, ce qui favoriserait la formation des métastases.

Mais sa nocivité est plus grande encore puisqu'on le soupçonne de participer activement au développement des tumeurs malignes. Le cancer aime le sucre ! En effet, le sucre affole l'hormone IGF-1, facteur de croissance chargé de la multiplication des cellules des organes. Une étude de 2013, réalisée par l'Université de Copenhague, a prouvé que les cellules cancéreuses consomment 20 fois plus de sucre que les cellules saines et que cela facilite leur multiplication et leur croissance. D'ailleurs, on peut localiser un cancer dans l'organisme uniquement en cherchant où se trouvent les cellules qui consomment le glucose en quantité anormalement importante.

Une relation statistique directe entre la surconsommation de sucre ajouté et le cancer en particulier le cancer du pancréas a été mis en évidence. D'autres études montrent également un lien entre la surconsommation de sucre ajouté et le cancer du sein, des ovaires, du poumon, de l'estomac, de la prostate, du rectum, du pancréas et de la vésicule biliaire.

Le cerveau

La jeunesse, c'est dans la tête ! Oui, mais à condition de ne pas abuser du sucre ! Plusieurs études montrent qu'il existe des liens entre une glycémie élevée et le déclin cognitif précoce. La présence de sucre dans l'organisme crée une suite de désordres : inflammations chroniques, relâchement des tissus, fragilisation des vaisseaux sanguins et carences alimentaires. C'est un effet domino qui affaiblit l'organisme et vieillit prématurément le cerveau. Nos fonctions cognitives et notre bien-être intellectuel déclinent. Les chercheurs estiment que l'excès de sucre participe activement à certaines maladies neurodégénératives au point que la maladie d'Alzheimer est parfois surnommé le « diabète de type 3 » !

Le sucre a également une forte influence sur notre humeur. Les diabétiques le savent bien, ils souffrent souvent de sautes d'humeur, d'état d'irritabilité ou d'anxiété parfois de dépression, de fatigue mentale et même de confusion. Beaucoup d'entre nous a déjà ressenti ce genre de désagréments lors d'une hypoglycémie passagère ou d'une fringale avant un repas qui tarde un peu venir.

Que pensez du sucre pour les enfants qui sont en pleine phase d'apprentissage et construisent leurs compétences cérébrales ?

Il existe une étude de 1986 du « Journal of Abnormal Psychology » qui montre une baisse des performances intellectuelles dans un groupe d'enfants ayant absorbés des boissons sucrées. Cette diminution des capacités d'apprentissage apparait dans les 45 à 60 minutes après l'ingestion de saccharose.

En 2012, l'Université de Californie montre sur des rats que le sucre en excès provoque un ralentissement des fonctions cognitives et des difficultés de mémorisation. Il semble que les synapses de ces rats étaient abîmées par les molécules de sucre.

Le sucre est donc également à restreindre pour les enfants mais attention, restreindre ne veut pas dire interdire car il ne faut pas oublier que le glucose est le seul carburant du cerveau. Or, le cerveau d'un enfant de quatre ans consomme 3 à 4 fois plus de glucose que celui d'un adulte. Il faut donc veiller à ce que les enfants consomment des sucres lents sous forme de féculents et de céréales : pain, pâtes, pommes de terre, riz,... pour nourrir leur cerveau avide d'apprendre.

J'arrête le sucre !

Je suis désintoxiquée

Autrefois, le sucre était pour moi aussi dangereux qu'un mégot fumant jeté sur les chemins des forêts du Var au cœur de l'été, aujourd'hui, c'est un pétard mouillé.

Autrefois, il était aussi vicieux qu'un pervers narcissique manipulateur et destructeur, aujourd'hui, je danse sur sa tombe !

C'est un sentiment de bonheur et de satisfaction qui m'envahit lorsque je comprends que, enfin, c'est fait ! Enfin, je suis sevrée du sucre. Je le sais car mon corps ne le supporte. Je le sais quand je m'écoeure d'une pâtisserie, d'un gâteau ou d'une glace. Je le sais quand il agresse mes sens, brûle mon palais et ma gorge et alourdit ma langue. Je le sais quand il gâche mes nuits. Je suis agitée, énervée, les yeux grands ouverts sans pouvoir trouver le repos.

Alors, je le sais, j'en suis sûre, je ne suis plus accroc au sucre ajouté. C'est une douce et profonde sensation de bien-être, comme celle que l'on ressent lorsque les premiers signes du printemps apparaissent, vous savez, ces premières fois de l'année où l'on respire un air léger et tiède, quand les feuilles des arbres ne sont plus des bourgeons mais encore de tendres virgules qui s'accrochent aux branches nues, quand la lumière du matin ressemble à l'éternité … bref, c'est le pied !

Vivre sans sucre, quels changements ?

Extérieurement, le signe le plus évident de cette libération est un aspect général plus frais, plus jeune, un teint plus lumineux, un grain de peau resserré, moins de rougeurs, moins de boutons, d'inflammations. Le regard est plus vif, le blanc des yeux est plus intense, les gencives sont plus roses et les dents paraissent plus blanches. Rien de spectaculaire mais tous ces petits détails cumulés donnent un vrai coup d'éclat au visage. Ces changements sont une bonne surprise pour moi car je ne les attendais pas. Quel plaisir de se trouver plus jolie !

Je sais que mon organisme est en meilleure forme grâce à un autre petit détail : la sueur ! Auparavant, je transpirais à grosses gouttes au moindre effort mais aussi dès qu'une émotion un peu forte m'envahissait. La sueur marquait mon front, le dessus de mes lèvres et les paumes de mes mains, elle dégoulinait dans mon dos et trempait mes aisselles. Un effet désagréable que j'appréhendais et qui, parfois, me poussait à une conduite d'évitement. Hors de question de prendre la parole en public, de donner mon avis, d'émettre une idée ou une opinion. Depuis que je ne consomme plus de sucre, mon niveau de sudation se situe désormais dans une moyenne acceptable et je n'ai plus à craindre de me retrouver dans une situation embarrassante ! De plus, j'ai également remarqué que je supportais mieux la chaleur. L'été, je ne transpire pas plus que les autres et je suis moins terrassée par les fortes températures. Je peux rester active pendant la belle saison.

L'énergie

Arrêter le sucre m'a permis de retrouver un niveau d'énergie que je n'avais pas ressenti depuis longtemps. Tout au long de la journée, je suis active, je marche, je fais du vélo, je jardine, je ne m'endors plus dans l'après-midi. Le changement est vraiment impressionnant. Auparavant, je ne reculais pas devant l'effort mais j'y réfléchissais à deux fois, je cherchais comment rentabiliser mes mouvements ou comment éviter les **gestes inutiles. Aujourd'hui, je ne compte plus, j'agis, je bouge, je m'agite et c'est un** plaisir ! Car ce regain d'énergie physique est soutenu par un élan psychique. Je ne ressens plus cet état de fatigue inexplicable, ce sentiment d'écrasement, de lourdeur, d'oppression diffuse qui empêche d'avancer, de se projeter, d'aller de l'avant. J'ai à nouveau le désir d'entreprendre, l'envie de faire des choses, de me lancer dans de nouveaux projets. J'ai maintenant le sentiment de profiter de ma vie et de la contrôler.

Le poids

Mon premier objectif de cette vie sans sucre ajouté était la perte de poids. Je voulais perdre les kilos qui avaient modifié ma silhouette, alourdi mon corps et étouffé petit à petit l'estime de moi-même. J'ai d'abord été déçue. Arrêter la consommation des bonbons, gâteaux, confiseries ne m'a pas fait maigrir ! Je ne comprenais pas et je trouvais cela injuste. Le sevrage de sucre était vraiment difficile, je tournais en rond dans la cuisine avec le sentiment que je n'arriverais jamais à passer le cap, que j'étais toujours dépendante au sucre et que mes efforts étaient vains. Malgré mes efforts, je ne perdais pas un gramme.

Après des semaines de ruminations, j'ai réalisé que si je ne mangeais plus de sucreries, je consommais beaucoup plus de pain ! Beaucoup de pain nature et puis du pain beurré, du pain et du fromage, du pain et du jambon, du pain et du pâté, … . Bref, je compensais ! Je croyais ne plus manger de sucre, en fait je prenais ma dose quotidienne de sucre en tartines car le pain est un féculent c'est-à-dire un sucre.

Ce fut le temps de la double peine car en plus du sucre du pain, je mangeais plus de produits gras que j'étalais sur mes sandwichs !

J'ai rectifié mon alimentation en veillant à garder une quantité raisonnable de féculents. Peu à peu, j'ai vraiment diminué mes portions de pain, pâtes, pomme de terre, riz… C'est seulement à partir de ce moment que j'ai commencé à maigrir.

Aujourd'hui, c'est-à-dire deux ans après le début de mon sevrage, je confectionne souvent le repas du midi sans féculents, je ne prends que des protéines (viande, poisson, œufs) et des légumes. Cela me permet d'être beaucoup plus dynamique et énergique l'après-midi, sans avoir faim. Je préfère garder les féculents (pâtes, riz, pommes de terre,…) pour le repas du soir.

Dominique BELLAMI

Comment faire ?

Donc, j'ai arrêté le sucre ! Enfin…, disons plutôt que j'ai voulu arrêter le sucre car éviter le sucre raffiné, c'est comme réaliser un parcours d'Interville. Vous vous souvenez d'Interville, cette émission présentée par Guy Lux puis Jean Pierre Foucault dans laquelle deux équipes défendent les couleurs de leur ville en participant à des jeux complètement déjantés ! Des vachettes, des cascades, des tapis roulants frottés au savon et son lot de chutes ! Des chutes, des rechutes par dizaines, des culbutes, des roulades, des cabrioles, des dégringolades ! Eh bien, vouloir arrêter le sucre raffiné, c'est une épreuve d'Interville ! Tout est prévu, conçu, arrangé pour vous faire tomber ! Du sucre, du sucre, encore du sucre, partout, tout le temps ! Du sucre dans le jus de fruit frais, dans le yaourt nature bio, dans le saucisson ! C'est comme si la société de consommation avait donné un crédit illimité au sucre. Cela m'a pris deux ans, oui j'ai bien dit deux ans, pour revoir toute mon alimentation ! Pendant ces deux années, marquées par de nombreuses rechutes, j'ai appris à éviter les sucreries et les pâtisseries industrielles, j'ai modifié des habitudes très ancrées dans mon quotidien comme sucrer le café ou le yaourt, ajouter du ketchup sur mes frites, boire des sodas et des jus de fruits frais ou industriels et j'ai appris à lire les étiquettes pour connaître l'apport en sucre des aliments.

La technique des petits pas

Nos habitudes alimentaires sont extrêmement difficiles à changer en profondeur car elles sont fortement ancrées en nous au point de fonder en partie notre identité ! Nous avons construit des représentations et des pratiques alimentaires qui nous définissent en tant qu'individu. Notre culture, notre mémoire alimentaire fait partie intégrante de notre personnalité, ce que l'on mange nous unit aux nôtres ou au contraire nous différencie. La nourriture participe pleinement à la construction de notre individualité, changer notre alimentation, c'est aussi transformer la façon de se vivre, de se réaliser soi-même.

De plus, arrêter le sucre dans notre société de consommation et de loisirs, c'est se mettre en position de refuser une grande partie de ce que l'industrie alimentaire nous propose : plaisir, facilité, diversité et abondance, c'est renier une partie de notre culture moderne, celle qui est la plus relayée par des slogans publicitaires tapageurs, c'est renoncer à un certain partage, c'est se mettre volontairement en marge de la communauté. Pour beaucoup d'entre nous, cela sera un cap difficile à passer, pour d'autres, au contraire, cela sera vécu comme un acte militant et fondateur.

Selon son histoire personnelle, chacun doit trouver en lui le chemin pour le changement. La technique des petits pas permet de procéder de manière progressive, par étapes, très petites étapes… Pour moi, le premier pas a été tout petit : j'ai simplement cessé de sucrer mon café ! Plus de sucre dans mon bol chaud et réconfortant du matin, plus de sucre à la pause-café, fini la junkie de la touillette. Ce premier pas parait bien ridicule, je vous l'accorde, mais à l'époque, c'est tout ce dont j'étais capable !

Puis, j'ai décidé de me passer des boissons sucrées. Evidemment, je suis tombé dans le piège car j'ai misé sur les boissons light, sans sucre mais avec le goût sucré ! Je parle de piège car à partir de ce moment, je n'ai plus avancé dans mon projet de vivre sans sucre ajouté. Je ne parvenais pas à réduire les sucreries, bonbons, gâteaux, je crois même que je n'en ai jamais autant mangé ! J'ai compris alors qu'il fallait stopper les boissons light car même si elles sont édulcorées, elles entretiennent le goût et l'appétence pour le sucre.

Il a été très difficile de me passer de ces boissons car enfin de compte, cela revient à ne plus boire autre chose que de l'eau ! Cette étape a été très longue et frustrante, plus de soda, plus de limonade, plus de jus de fruits, plus de nectar sirupeux. En sortie, je commandais un café sans sucre ou une eau pétillante pour donner le change. Aujourd'hui, je le fais naturellement, sans réfléchir, je ne bois plus que très occasionnellement une boisson sucrée et en petite quantité car je n'y trouve plus beaucoup de satisfaction. Je vous l'ai dit, je suis désintoxiquée !

Une fois débarassée des boissons sucrées, j'ai voulu me sevrer des sucreries, en finir avec les gâteaux, biscuits, viennoiseries. J'ai fait appel à toutes mes forces intérieures, j'ai mis en action ma concentration, ma raison, mon esprit critique et surtout j'ai engagé dans le combat toute l'estime, la fierté, la dignité et la conscience de moi-même dont j'étais capable. A partir de ce jour, je me suis mise dans la peau d'un fier Toréro. Dans mon habit de lumière, avec des gestes purs, des pensées ciselées, j'ai levé la tête, défié la vachette d'Interville et contré les charges lourdes et têtues de la bête en sucre ! Mon amour propre a beaucoup souffert car je suis beaucoup tombée. Je me suis écrasée contre des murs invisibles et j'ai volé en éclats plus d'une fois. Après un temps de sidération, je ramassais les miettes de ma volonté et je recommençais le sevrage. Un jour, j'ai remarqué que les rechutes étaient moins fréquentes, duraient moins longtemps, étaient plus faciles à surmonter. Un jour, je me suis dit que la guérison était possible, j'ai su que j'allais vaincre, j'allais lui couper la queue et les oreilles à cette sale bête !

Enfin, il n'y a plus eu de sucreries dans mes placards, plus de bonbons, de gaufres, de biscuits craquants, plus de chocolat industriel, plus de pâte à tartiner, plus de viennoiseries, plus de gâteaux fourrés. J'avais le sentiment de vivre une nouvelle vie, dans la peau d'un joyeux petit dinosaure qui aurait survécu à l'ère post glucosée. J'aurais pu m'arrêter là mais j'ai voulu aller jusqu'au bout de ma démarche et j'ai cherché le plus possible à éviter le sucre ajouté dans mon alimentation. Comment éviter de manger du sucre ajouté sans s'en rendre compte ? Comment écarter le sucre dans les conserves de légumes, les produits laitiers, les soupes en brique, les sauces, les plats cuisinés ? La réponse est simple, lire scrupuleusement les étiquettes des produits de supermarché et éliminer beaucoup, mais vraiment beaucoup, d'aliments industriels !

La recommandation de l'OMS est de ne pas dépasser le taux de 5 % de sucre ajouté dans l'alimentation, j'ai donc suivi ce conseil. Pour connaître le pourcentage de sucre ajouté dans un aliment fabriqué par l'industrie alimentaire, il suffit de regarder la composition sur l'emballage. Sous la mention « glucides », il y a toujours une ligne « dont sucres ajoutés » qui indique la quantité de sucre ajouté. Idéalement, pour 100 g d'aliment, la quantité de « sucre ajouté » doit être inférieure à 5 g. Si c'est plus, fuyez !

Vous vous rendrez vite compte que le sucre est partout, dans les pizzas, les lardons, le chorizo, les soupes, les sauces,…. Pour cette dernière étape, vous aurez besoin de l'artillerie lourde, sortez les bazookas ou mieux, les marmites et les casseroles car pour une alimentation sans sucre, il faudra revenir aux fondamentaux et cuisiner vous-même vos plats préférés.

Les outils

Se délivrer de l'emprise du sucre est un défi physique mais aussi psychique car le sucre est un dictateur fourbe, machiavélique et puissant. Pour le contrer, il faut être persévérant, endurant et tactique, organiser la résistance et s'appuyer sur un réseau d'aides. Alors comment faire ? Voici quelques techniques qui pourraient vous aider. Chacune est le fruit de ma réflexion et de mon expérience tout au long de ce parcours. C'est un ensemble de propositions sans organisation préétablie, ni par ordre d'importance, ni par ordre chronologique. Piochez à votre guise celles qui vous aideront pour réaliser votre propre parcours. Aucune n'est imposée car ce qui marche chez les uns ne fonctionne pas forcément avec les autres. Voici mes propositions.

On se rassure.

Un régime sans sucre est-il compatible avec une bonne santé ? On peut s'inquiéter du fait de ne plus consommer une famille d'aliments. On pense aux carences, à la malnutrition, aux problèmes de santé que cela peut engendrer. Mais le sucre ajouté n'est pas une famille d'aliments. Vous continuerez à manger des sucres mais seulement ceux qui sont naturellement présents dans les aliments. Il est primordial de comprendre que nous n'avons pas besoin d'apport de sucre ajouté, ni pour vivre ni pour avoir de l'énergie. Certes, le carburant de nos cellules est le glucose mais le sucre ajouté est complètement inutile puisque notre organisme fabrique le glucose dont il a besoin à partir des céréales, des féculents, des fruits, des viandes et même des graisses que nous mangeons.

De plus, n'oublions pas que le sucre ajouté est un produit d'extraction industrielle, il n'existe pas dans la nature. Le sucre ajouté est un aliment inutile, d'ailleurs, sa consommation était quasiment inexistante avant les années 60 et le développement de l'industrie alimentaire. Les hommes ont vécu pendant des millénaires sans sucre ajouté.

On mémorise quelques repères simples.

Pour commencer une vie sans sucre ajouté, il est important de maîtriser quelques repères nutritionnels simples. Volontairement, je limite la liste à quelques aliments car le but n'est pas de faire de vous des experts en diététique mais de démarrer une nouvelle façon de penser l'alimentation, de développer un nouveau point de vue sur la nourriture, spécialement les produits fabriqués par les usines de l'agroalimentaire. Je vous propose de mémoriser ces quelques informations nutritionnelles et d'y penser quand vous buvez un Soda ou quand vous croquer des céréales au petit déjeuner. Il ne s'agit pas d'avoir mauvaise conscience mais de réfléchir à ce que l'on mange. Le but est d'interroger la place occupée par le sucre ajouté dans l'alimentation de tous les jours. Peu à peu, j'espère que votre attention sera attirée sur la quantité de sucre ajouté dans les produits alimentaires et que vous aurez la curiosité puis le réflexe de lire les étiquettes nutritionnelles pour savoir combien de sucre a été ajouté dans vos aliments préférés.

Quantité maximale de sucre ajouté recommandée par l'OMS :

* pour un homme, 38 g par jour soit **6** morceaux de sucre par jour
* pour une femme, 25 g par jour soit **4** morceaux de sucre par jour

Quantité de sucre ajouté dans :

* 1 Canette de Soda : 35 g de sucre, soit **7 morceaux de sucre**
* 1 Crème dessert : 15g de sucre, soit **3 morceaux de sucre**

* 1 cuillère à café de pâte à tartiner ou de confiture : 6 g de sucre soit **1 morceau de sucre par cuillerée**
* Viande, œufs, poissons et fruits de mer, légumes, fruits, féculents : **0 g de sucre ajouté**

On évite le faux et le vrai sucre.

Les faux sucres semblent être une solution simple pour limiter sa consommation de sucre ajouté mais attention, ce sont de faux amis. D'abord, ils entretiennent le goût pour le sucré et en cela ils empêchent la désintoxication. De plus, il est prouvé que les édulcorants trompent le cerveau et déclenchent dans l'organisme les mêmes réactions physiologiques que le vrai sucre, comme l'apparition du diabète par exemple. Le faux sucre et les édulcorants sont sans intérêt pour atteindre le but fixé.

De même, on pourrait être tenté de remplacer le sucre par du miel, du sirop d'agave ou d'érable. Effectivement, ces aliments sont nutritionnellement très intéressants car ils contiennent de nombreux nutriments, des vitamines, des enzymes et des polyphénols aux vertus anti inflammatoires, mais ils sont à utiliser comme tous les autres aliments en tenant compte de leur haute teneur en sucre. Il serait dommage de remplacer le sucre par un autre sucre !

On s'hydrate.

L'eau est le principal constituant du corps humain. La quantité d'eau contenue dans un organisme adulte est d'environ 65 % de notre poids. L'eau est indispensable à notre survie. L'eau, pas le sucre ! Alors, à table, on boit de l'eau. C'est tout.

A d'autres moments de la journée, on apprend à apprécier le café, le thé la tisane sans sucre ou à profiter des bienfaits d'une eau gazeuse. On peut aussi apprécier de temps en temps les eaux aromatisées qui sont des eaux minérales dans lesquelles on a ajouté des extraits de plantes : menthe, citron, orange. Mais attention à ne pas en faire une habitude car leur goût rappelle la saveur des jus de fruits et on peut vite retomber dans nos travers !

N'oublions pas que les jus de fruits, même bio, même sans sucre ajouté, même pressé frais le matin, sont aussi sucrés qu'un soda !

Quant aux sodas sans sucre mais contenant des édulcorants et autres boissons dites « light », ne vous faîtes pas d'illusions car ils contribuent à entretenir le goût du sucre. Le cerveau n'effectue pas de différence entre le vrai et le faux sucre !

On tient un journal.

Cette technique est bien connue des personnes qui suivent un régime amaigrissant pour les inviter à réfléchir sur leur prise alimentaire : nature, quantité, circonstances factuelles et émotionnelles. Dans ce journal, pendant trois jours, on consigne tout ce que l'on mange et dans quel état d'esprit on se trouve à ce moment-là : faim, envie, ennui, angoisse, stress, seul, en famille, avec des amis…

Tenir un carnet alimentaire n'est pas anodin. D'abord, matériellement, il est parfois compliqué de dégainer son carnet pour y consigner le caramel qui nous colle encore aux dents ou le poulet frites mayo qui nous a régalés à la cantine. Trouver le bon moment au bureau, sur le lieu de travail ou même à la maison pour prendre des notes est parfois délicat. On n'a pas le temps, on n'a pas envie, c'est fastidieux, c'est long, ça nous prend la tête, on ne trouve pas le stylo,…bref, il y a mille et une excuses pour ne pas le faire. Pourtant, c'est un outil simple et efficace pour faire le point sur ses habitudes alimentaires, étape indispensable avant d'envisager des changements.

Le plus perturbant dans la tenue d'un carnet alimentaire, c'est le fait même de laisser une trace écrite car écrire, c'est officialiser le problème, lui donner une apparence, une consistance : voyez, le problème est là, je l'ai noté. On ne peut plus le nier ou l'ignorer et on a le sentiment de se mettre en situation de confesser une faute. Vais-je me faire gronder ? Qui va me taper sur les doigts ? Il faut être prêt à accepter ce sentiment inconfortable car le journal alimentaire peut vraiment aider à analyser les circonstances ou les raisons d'une surconsommation de sucre.

Il faut aussi envisager le carnet comme une mémoire de travail qui, le temps venu, révèlera le chemin parcouru. Il est intéressant de reprendre la tenue du journal plus tard et de comparer les nouvelles habitudes alimentaires avec les anciennes. Vous verrez, quand le carnet montrera les progrès réalisés et les changements dans l'alimentation, vous ressentirez une énorme satisfaction.

On anticipe.

En tenant un journal alimentaire, on repère les moments où l'on craque, croque, grignote. On visualise ces instants où l'on se transforme en avaloir de sucre, en Gargantua qui mange compulsivement tout et n'importe quoi, surtout si c'est doux et sucré.

Pour moi, cet instant de relâchement alimentaire se déroule en rentrant de ma journée de travail. En à peine un quart d'heure, je mets à terre les efforts d'une journée. Je dévisse le pot de pâte à tartiner, j'enlève le couvercle du pot de glace, je craque le paquet de spéculoos et si je me raisonne, non, pas de sucré, ce n'est pas bien, je tranche le saucisson sec, je tartine le pâté ou je dégaine le paquet de crackers. Un break hypercalorique, sans raffinement, sans repos, sans plaisir, un gavage digestif solitaire.

Grâce à mon journal alimentaire, j'ai pris conscience du problème et j'ai réorganisé mes fins d'après-midi. Finis la débauche, l'outrance et les abus. En rentrant, je m'oblige d'abord à boire un grand verre d'eau ou du thé, une tisane sans sucre car aussi étrange que cela paraisse, je me suis rendue compte que j'étais déshydratée en rentrant du travail et qu'en répondant à ce besoin de boire, j'avais déjà moins de comportements alimentaires compulsifs. Ensuite, je m'isole cinq minutes, je reste assise dans le calme, et je ne fais rien. Je respire, je me concentre sur ma respiration, je compte les inspirations, les expirations. Je me vide la tête. Après ce moment de repos, je bois à nouveau quelque chose sans sucre.

Le moment de crise est évité. Je retourne à mes activités.

On ne fait pas de la nourriture une récompense.

Comme moi, vous vous dîtes parfois : j'ai bien travaillé, suivi mon régime, fait le ménage, trié le linge, couru, jardiné, géré les imprévus, ... je mérite deux carrés de chocolat, une part de gâteau, une barre de céréales ou un morceau de fromage. Si c'est occasionnel, tout va bien mais si c'est votre mode de fonctionnement habituel, alors, il va falloir changer.

Apprendre à ne pas faire de la nourriture une récompense commence dès le plus jeune âge. Pourquoi promettre aux enfants un dessert s'ils mangent leurs légumes, un bonbon s'ils sont calmes chez le dentiste ou un hamburger si leurs notes sont bonnes ? Les parents ont-ils des comportements schizophréniques ? D'un côté, ils voudraient le bonheur de leurs enfants, de l'autre, ils les gaveraient de sucre-poison à la moindre occasion ? Bien sûr que non. Les parents encouragent et félicitent leurs enfants en leur faisant plaisir et en leur offrant des friandises en toute bonne foi.

Mais les conséquences de cette marque d'affection peuvent être problématiques à l'âge adulte. Pour se récompenser, se réconforter, s'encourager, il devient inutile et contreproductif de sucrer nos papilles. Apprenons à nous féliciter autrement, par exemple, avec un moment de pause supplémentaire dans la journée, un épisode d'une série addictive, un massage, une fleur, une promenade, un sourire. C'est le moment de faire preuve d'imagination.

On se félicite des progrès.

Le sevrage de sucre est un très long parcours qui se fait à petits pas. Il est important d'entretenir le moral et de souffler sur les braises de la détermination. Se récompenser, s'accorder une gratification de temps en temps permet de garder le cap. Même si vous avez parlez de votre projet de vie sans sucre à votre entourage, n'oubliez pas que les efforts réalisés sont connus de vous-seul alors n'attendez pas la reconnaissance extérieure. Prenez les devants.

Le moindre petit succès doit être récompensé car il y a de nombreuses étapes avant d'atteindre la ligne d'arrivée. Marquez joyeusement chaque victoire, chaque réussite par un petit cadeau symbolique. Se récompenser, c'est envoyer un message à soi-même : « Je suis sur le bon chemin, je progresse un peu chaque jour, je vais atteindre mon but. », c'est être son propre manager, le coach personnel de soi-même ! Le cerveau humain fonctionne avec ce genre de stimulus, c'est ce qui lui permet d'aller plus loin, car oui, le cerveau marche à la carotte !

Se récompenser, c'est se faire plaisir. La récompense sera propre à chacun, selon sa personnalité et son histoire personnelle. Le choix est infini : écouter de la musique, revoir son film préféré, s'offrir des fleurs, une journée de farniente en pyjama, une séance chez le coiffeur, un petit objet amusant qui trainera sur le bureau mais qui, les jours suivants, va stimuler l'estime de soi chaque fois qu'on le regardera.

On s'aime.

Lorsque des habitudes aussi profondément ancrées que l'alimentation sont remises en question, interrogées, et modifiées c'est un peu de soi qu'on bouscule. On se retrouve seul avec ses tentations, ses désirs et ses regrets. C'est une aventure personnelle et intime et parfois une mise en danger psychologique. On entre en terre inconnue, les repères disparaissent et il faut beaucoup de temps pour en créer d'autres.

Comment se préparer à ces changements et à ce face à face avec soi-même ? Il faut s'armer pour éviter toute répercussion négative et dans ce cas, s'armer, c'est s'aimer.

Le premier des accompagnements psychologiques, c'est l'estime de soi. Alors, haut les cœurs, on est fier de soi, de sa décision, de son projet de vie sans sucre ajouté. On se trouve formidable, on liste toutes ses qualités, on a tous des qualités, on les met en avant, on les développe, on les gonfle au maximum pour qu'elles nous enrobent, nous enveloppent et nous protègent comme une bulle de satisfaction. Listez, écrivez tous vos petits moments de bonheur, de joie, de réussite, de fierté dans un joli carnet et lisez les, relisez les encore et encore. Ne craignez pas la gloriole, soyez prétentieux, vaniteux, orgueilleux.

Acceptez les compliments : « Cette couleur te va bien ! », ne dîtes pas « Oui mais je suis boudiné dans mon tee-shirt... », au contraire prenez le compliment, acceptez le, « Oh merci beaucoup ! Faites le tourner dans votre tête encore et encore, faites en du carburant pour la journée ! »

Allez plus loin encore, faites des compliments aux autres. Félicitez, encouragez, vous verrez, cela fait beaucoup de bien au moral et en retour, on reçoit beaucoup de marques d'estime et d'amitié.

Faim ou désir, on gère les émotions.

Les émotions sont une forme d'énergie qui se forge au sein de notre esprit. Leur intensité, leur force, leur importance varient selon le vécu, l'histoire personnelle, la sensibilité de chacun. Qu'elles soient positives ou négatives, on passe sa vie à gérer plus ou moins facilement toutes sortes d'émotions.

Le problème survient quand l'ingestion de sucre, glace, bonbons, biscuits, produits chocolatés sert à adoucir l'inconfort que provoque certaines émotions. La dépendance peut être forte. Mangez pour arrêter le tourbillon des émotions entraîne suralimentation, problème de poids, mésestime de soi-même et au final une difficulté encore plus grande à gérer les émotions. C'est un vrai cercle vicieux. Ne prenez plus le sucre pour un anxiolytique, essayez de le remplacer par une activité qui vous fait plaisir, le dessin, le sport, le bricolage, le jardinage, la lecture, la conversation avec un ami. Occupez-vous, faîtes quelque chose qui fera sortir la nourriture de la tête. Personnellement, j'ai remarqué que faire du rangement, passer un coup de balai, dépoussiérer, tordre une serpillière, arracher une mauvaise herbe, cela me calme et m'apaise. Je dois faire partie de ces personnes qui ont besoin de maîtriser leur environnement pour se sentir bien.

Une autre technique pour ne plus subir ses émotions consiste à les exprimer, oralement ou par écrit, de la façon la plus détaillée possible, *« Je suis en colère et je me sens trahi, exclu »* ou encore *« Je suis heureuse de cette bonne nouvelle mais cela m'angoisse aussi un peu »*. Dire son ressenti avec le plus de détails possibles permet de le mettre à distance, de mieux garder le contrôle. Cette technique de gestion des émotions par la parole ou par l'écrit est facile à mettre en place et donne de bons résultats. Allez-y, exprimez-vous !

Et puis, quand on craque, quand on finit par trouver un certain réconfort affectif en mangeant, on ne culpabilise pas. Là encore, on l'exprime, on dit *« Je me sens angoissé, j'ai besoin de chocolat »* et on l'accepte. Il est important de ne pas nier cet état, de ne jamais manger en cachette, au contraire, il faut énoncer, dire ou se dire, *« Je craque, j'en ai besoin, je ne sais pas encore comment faire autrement mais je vais apprendre »*.

On médite.

Modifier son rapport à la nourriture génère du stress, provoque des mouvements de repli sur soi, des ruminations ou des emportements exagérés. Le caractère change car notre esprit s'agite, ressasse, pense à manger, à ne pas manger, à ne plus manger…, une ébullition d'idées sans fin. L'esprit est alors comme une eau boueuse, tourbillonnante, il faut apprendre à le reposer pour que la boue se dépose au fond du verre.

Maîtriser quelques techniques de gestion du stress peut vraiment aider. Pas besoin de vivre à Bali pour s'essayer à la méditation de pleine conscience. Certains exercices sont très faciles et prennent peu de temps. L'important est de les intégrer à son mode de vie et de pratiquer très régulièrement.

Le but n'est pas de méditer à la manière des bonzes ou des moines tibétains mais de trouver une façon de prendre soin de soi dans le temps présent, d'entrer dans le vif de l'existence avec ses aspects positifs et négatifs. Il ne s'agit pas d'être zen mais d'entrer en contact avec la réalité, c'est une manière d'utiliser différemment son cerveau, de le calmer, de dire stop aux sollicitations.

Méditer en pleine conscience, ce n'est pas quitter son corps pour s'observer de l'extérieur, au contraire, c'est se rendre disponible à l'instant présent et se rappeler qu'on est vivant. A tout moment et en tout lieu, on peut se rendre conscient au présent. Par exemple, on peut le faire en marchant, il suffit de se concentrer sur ses pas, sur le mouvement de ses bras et sur sa respiration. On peut faire cet exercice en mangeant, en étant attentif aux odeurs, aux couleurs, aux saveurs, aux sensations du repas. Il suffit de ne penser à rien d'autre qu'à soi, à ses gestes, à son corps. Méditer en pleine conscience, c'est être spectateur et non acteur, c'est être et non plus simplement faire. Trois minutes suffisent pour se rendre disponible au présent et baisser son niveau de stress.

Il y a des exercices plus formels qui peuvent durer jusqu'à une vingtaine de minutes. Trouvez une position agréable, un endroit calme, ne cherchez pas à faire le vide dans votre esprit. Pensez à vous, scannez votre corps mentalement, pensez à vos pieds, vos mollets, vos genoux, doucement, en conscience, pensez à chaque partie de votre corps. L'objectif est d'éloigner pour un temps les pensées parasites et les tracas du quotidien. Comme les sportifs se réservent un temps de récupération après l'effort, prenez ce temps pour apaiser votre esprit, cela vous rendra plus fort et plus résistant au stress.

Une autre technique consiste à focaliser sa pensée. Il suffit de se concentrer sur sa respiration ou de penser à une chose agréable, un paysage, un objet. Moi je pense souvent au soleil, c'est l'image qui me vient spontanément. Je pense aux rayons chauds sur mon visage, mes bras, mes mains, mes pieds. Chacun peut trouver en soi une pensée qui le force à se focaliser sur l'instant présent. Quand j'imagine la douceur des rayons du soleil sur moi, j'oblige mon esprit à se déconnecter des obligations de la vie quotidienne, je le force à ressentir le présent et moi dans le présent.

On peut obtenir le même repos mental en contemplant la mer, un feu de cheminée, la ronde des poissons dans un aquarium. Peu importe le sujet ou le support de votre méditation, il doit mettre votre esprit en mode pause, arrêter la farandole des idées, libérer le cerveau des pensées envahissantes, le rendre léger et le laisser s'envoler comme un ballon de baudruche.

Ne cherchez pas à bien faire, ne forcez pas, les premières fois sont un peu décevantes mais plus on renouvelle l'expérience, plus le lâcher prise devient facile. Au final, ce n'est pas une méthode miracle qui vous rendra sage parmi les sages, mais c'est plutôt un moment d'hygiène mentale, un rafraichissement de l'esprit, un petit recentrage sur qui l'on est pour mieux savoir ce que l'on fait.

On lit les étiquettes nutritionnelles.

Le sucre ajouté est souvent bien caché dans les aliments. Pour le débusquer, il faut lire l'affichage nutritionnel. Voici comment connaître la teneur en sucre ajouté sur les étiquettes.

Cherchez le tableau qui reprend les valeurs pour 100 g de produit, la teneur en glucide est indiquée. Le chiffre qui nous intéresse est juste en dessous de cette ligne « glucides », vous verrez la mention « dont sucre », là vous y êtes ! Cette ligne indique combien de grammes de sucre ont été ajoutés par l'industriel dans 100 g de produit.

Ce chiffre ne doit pas dépasser 5. Il s'agit de 5 g de sucre ajouté pour 100 g de produit, cela correspond à 5%, c'est-à-dire la quantité de sucre ajouté maximale recommandée par les médecins de l'Organisation Mondiale de la Santé.

Dans un premier temps, je notais ce chiffre au feutre indélébile sur l'emballage de certains produits alimentaires que j'achète couramment. Comme le pharmacien qui note la prescription du médecin sur la boîte de médicaments, j'inscrivais 26 sur la boite de céréales du petit déjeuner, 26 g de sucre ajouté, 9 sur le yaourt à 0%, 9 g de sucre ajouté pour 100 g, 6 sur les biscottes, 2 sur le saucisson sec, etc. Cela m'a aidé à réaliser quels produits sont les plus sucrés et ceux qui le sont moins.

On s'entoure de coach.

Ne restez pas seul face à vos envies de sucre.

Prévenez votre famille, vos amis que vous désirez moins consommer de sucre, ils feront attention à ne pas vous tenter, éviterons de rapporter des biscuits à la maison ou vous proposeront un assortiment de fruits à la place de l'éclair au chocolat prévu pour le repas. Ils peuvent devenir des soutiens discrets ou des coaches engagés qui vous emmèneront à la salle de gym ou cuisineront des plats faits maison !

Famille et amis vous connaissent bien et savent ce qui vous convient le mieux pour vous motiver et vous encourager mais parfois on a aussi besoin d'un regard nouveau et plus objectif.

Votre principal allié peut aussi être le médecin de famille, le diététicien, le nutritionniste, l'endocrinologue ou le coach sportif. Il peut vous soutenir dans votre objectif, participer à votre éducation nutritionnelle, repérer les erreurs alimentaires, faire des propositions pour avancer encore plus loin dans votre projet.

Enfin, sur le net, on peut trouver des soutiens efficaces. Cherchez sur les groupes Facebook, les forums ou les blogs des personnes qui vivent la même chose que vous, lisez les articles et les commentaires ou échangez sur les difficultés et les réussites.

Conclusion

D'après l'industrie du sucre, tout est une question de mesure et de modération. Le sucre, en quantité raisonnable serait bon pour la santé car il apporte de l'énergie indispensable au fonctionnement de notre corps et en particulièrement à celui de notre cerveau. Le problème, ce n'est pas le sucre. Le problème, c'est donc vous, c'est moi, c'est nous qui ne faisons aucun effort pour réguler les prises alimentaires et qui succombons à notre gourmandise sans limites ! On accuse les personnes en surpoids d'être incapable de gérer leur alimentation, d'être paresseux et négligents. Je dis NON ! NON ! Et NON ! Les hommes et les femmes d'aujourd'hui ne sont pas soudainement devenus des voraces, des insatiables, des inassouvis ! De la même façon, il n'y a pas une épidémie inattendue et instantanée de diabète, de cirrhose du foie, de maladies cardiaques,… . Le problème de notre époque, ce ne sont pas les hommes ! Nous ne sommes pas une génération spontanée de gloutons affamés ou de goinfres jamais satisfaits ! Non ! Nous sommes seulement des victimes, nouveaux martyres du siècle de la malbouffe, empoisonnés au sucre, souffre-douleurs de l'industrie alimentaire !

Je me sens comme la rescapée d'un long naufrage car le sevrage du sucre n'est pas un long fleuve tranquille. Je me suis souvent sentie hors du temps et hors de moi-même ! Quand je fais le bilan, je compte deux longues années pendant lesquelles je suis passée par de nombreux états physiques et psychiques, par des périodes de compensations alimentaires pendant lesquelles je mangeais plus qu'avant le régime sans sucre et par des passages de restrictions alimentaires extrêmes. Parfois, j'étais certaine du cap à tenir mais souvent j'étais perdue, ne sachant plus ce que je pouvais, devais, voulais manger. J'ai beaucoup douté, j'ai cherché mon chemin sans avoir de repères stables et je suis beaucoup tombée, alternant les périodes de privation de sucre avec des semaines entières de craquages alimentaires.

Mon mode de vie s'est transformé car le décalage avec la société de consommation n'a fait que s'accentuer. Quand on fuit le sucre, on finit par s'éloigner des grandes surfaces alimentaires, des lieux de restauration rapide à la mode et parfois même de certains amis. Dès que je sors de chez moi, je dois passer en mode furtif, me cacher des tentations sucrées, déjouer les invitations fortes à replonger dans la dépendance. Je ne peux pas toujours les éviter, mais mon allié aujourd'hui, c'est le sucre lui-même car je ne le souffre plus, je ne l'endure plus, je ne le supporte plus. Je suis comme un judoka qui utilise la force de son adversaire pour le mettre à terre. Le sucre est si concentré dans les produits industriels que j'éprouve un malaise immédiat à sa consommation, j'ai donc moins d'effort à faire pour ne plus le consommer.

J'ai retrouvé la liberté de me nourrir et au-delà la liberté d'être moi-même. Je suis heureuse de m'être sortie du bain de sucre dans lequel j'étais noyée. Je ne suis pourtant pas devenue un modèle en matière de nutrition, je fais des excès, je mange trop de fromage, de frites, de noix,… je mange trop de viande et pas assez de poisson…, je devrais manger plus de légumes… . Bref, ce n'est pas parfait mais le sucre industriel, c'est fini ! Parfois, je suggère à l'un de mes proches de faire le pas, de suivre mon chemin mais je peine à convaincre. *« Attention, le sucre est partout, le sucre tue ! »*. Je passe pour une adepte de la Théorie du Complot et on approuve gentiment pour ne pas me froisser. Mais comment leur en vouloir ?

Le changement d'alimentation s'est accompagné d'un cheminement intérieur. Je me suis beaucoup remise en question. Pourquoi est-ce que je craque ? Comment faire pour calmer cette envie de sucre ? Qu'est-ce qui me prend d'acheter ces crèmes desserts hyper sucrées ? Pourquoi suis-je en colère ? Contre quoi ? Contre qui ? Contre moi !? Je me suis souvent détestée d'être aussi facile à tenter, à manipuler ! J'ai vécu des moments de grande confusion alimentaire et intellectuelle, des périodes de flottements, de découragements, j'ai perdu ma lucidité, ne sachant plus qui j'étais, qui je voulais être et qui je ne voulais plus être. Mais j'ai fini par apprendre à respecter mon corps, à me respecter. Aujourd'hui, je suis beaucoup plus calme, je gère les situations difficiles avec plus de recul et de bon sens. J'ai moins de moments de panique ou de colère. Mon caractère, mon humeur, ma vie se sont apaisés en même temps que ma faim de sucre.

www.ingramcontent.com/pod-product-compliance
Lightning Source LLC
Chambersburg PA
CBHW050551280326
41933CB00011B/1796